AF466406

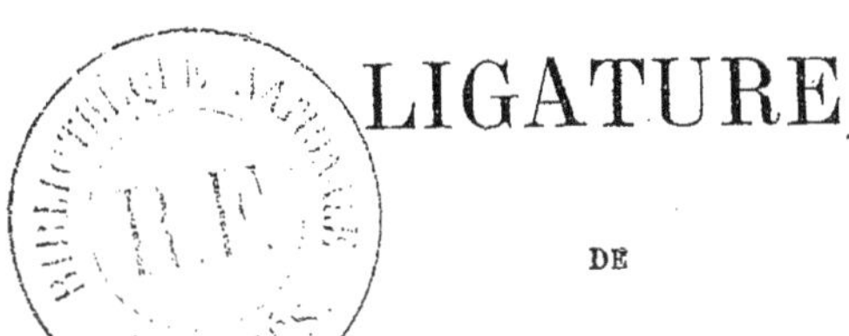

# LIGATURE

DE

# L'ILIAQUE PRIMITIVE

ANÉVRYSME SPONTANÉ
DE L'ILIAQUE EXTERNE GAUCHE (INGUINO-ILIAQUE),
CARIE DE L'ÉMINENCE ILIO-PECTINÉE;
HÉMORRHAGIE MORTELLE PAR LA RUPTURE DU SAC LE TRENTIÈME JOUR
DE L'OPÉRATION;

Par M. LADUREAU,
MÉDECIN PRINCIPAL DE DEUXIÈME CLASSE.

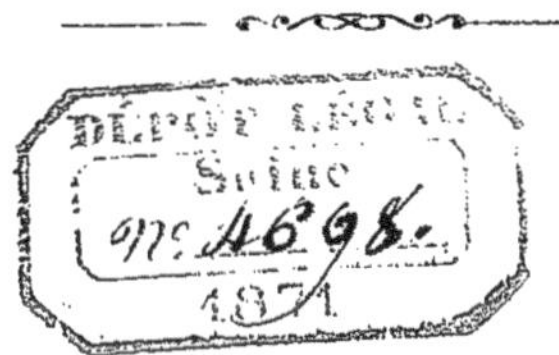


PARIS
LIBRAIRIE DE LA MÉDECINE, DE LA CHIRURGIE ET DE LA PHARMACIE MILITAIRES
VICTOR ROZIER, ÉDITEUR,
75, Rue de Vaugirard, 75,
Près la rue de Rennes.
1871

Imprimerie de J. DUMAINE, rue Christine, 2.

# LIGATURE

DE

# L'ILIAQUE PRIMITIVE

---

Il s'en faut de beaucoup que tous les chirurgiens, même ceux des hôpitaux, aient occasion de traiter un anévrysme spontané de l'artère iliaque externe dans le courant d'une longue partique. C'est dire combien cette affection est rare, et comme elle est aussi grave que peu commune, il est du devoir de tous de recueillir avec soin les faits qui tombent sous l'observation de chacun de nous. C'est pour y satisfaire que nous allons donner ici une relation détaillée et raisonnée d'un cas très-remarquable que les hasards du service hospitalier ont fait tomber entre nos mains.

Sans vouloir reprendre à nouveau l'historique de l'anévrysme iliaque, que l'on trouve dans les traités et dans les articles spéciaux, nous croyons cependant utile de commencer par quelques considérations générales que nous ont suggérées les recherches que nous avons pu faire à ce sujet.

Velpeau a dit dans ses *Nouveaux Eléments de chirurgie* et les auteurs ont répété après lui que « l'artère iliaque externe n'est presque jamais le siége que d'anévrysmes spontanés », en raison de ce que les lésions traumatiques de cette artère sont le plus souvent suivies d'une hémorrhagie mortelle. Cela n'a pas empêché Velpeau, qui n'a pratiqué lui-même, le 6 octobre 1831, la ligature de l'iliaque externe que pour une lésion traumatique de cette artère, de recueillir 71 cas de cette ligature, ayant procuré 53 guérisons et 18 morts, sans en détailler les motifs.

A côté de cette assertion relative à la plus grande fréquence de la ligature appliquée à l'anévrysme spontané de l'artère iliaque externe, Lisfranc a donné une classification des anévrysmes spontanés où cette artère ne compte que pour 5 sur un relevé de 179 cas.

D'un autre côté, Crisp, en 1847, a publié le tableau le plus complet sur les anévrysmes spontanées où, sur 551 cas, celui de l'iliaque externe ne compte que pour 9 ; tandis que Follin, dans son *Traité des maladies chirurgicales*, parle de 118 cas d'anévrysme de l'iliaque externe, traités par la ligature du vaisseau et ayant produit 83 guérisons et 35 décès. Il n'est pas dit que les 118 cas fussent des anévrysmes spontanés, et ils ne sont cités qu'au point de vue du nombre et des succès de la ligature. Mais il n'en est pas moins vrai qu'en supposant les 9 anévrysmes spontanés de Crisp compris dans les 85 cas de guérison, il resterait encore 76 ligatures heureuses imputables à des anévrysmes différents; ou plutôt que, si les 9 cas d'anévrysmes spontanés de l'iliaque externe trouvés par Crisp dans un ensemble de 551 cas sont compris dans les 118 relevés par Follin, comme on n'en peut douter, il y aurait eu 109 ligatures de cette artère qui auraient été faites pour des anévrysmes traumatiques ou d'autres lésions artérielles.

Morris en 1843 et en 1847, Stephen Smith en 1860, cités par Richet et Léon Lefort dans les dictionnaires en cours de publication, avaient également donné les mêmes chiffres dans le tableau suivant, indiquant les résultats généraux de la ligature appliquée aux artères iliaques :

| | | | |
|---|---|---|---|
| Iliaque externe. . . . . . . . | 118 cas, | 35 décès, | 27 p. 100 |
| Iliaque interne. . . . . . . . | 7 cas, | 3 décès, | 42 p. 100 |
| Iliaque primitive. . . . . . . | 32 cas, | 25 décès, | 78 p. 100 |

Sur les 32 cas relatifs à l'iliaque primitive il y en eut 15 où la ligature fut faite pour des anévrysmes de l'iliaque externe, sur lesquels on a compté 10 morts et 5 succès, c'est-à-dire 66 2/2 p. 100, autant qu'il est permis d'exprimer le rapport pour 100 avec les chiffres 10 et 5. Depuis lors, en 1862, Syme et de Bickersteth ont ajouté deux succès à ces chiffres, auxquels il faudra nécessairement joindre notre observation, ce qui, pour nous, fait simplement 18 opérations ayant produit 11 décès et 7 guérisons, en attendant qu'on puisse en compter 100, soit pour l'ensemble des ligatures de l'iliaque primitive, soit pour celles qui auront été faites exclusivement en vue de remédier à un anévrysme de de l'iliaque externe.

Dans tous les cas, ces divers résultats de la statistique sont loin de justifier la règle posée par Velpeau au sujet de la plus grande fréquence de la ligature appliquée à l'iliaque externe pour cause d'anévrysmes spontanés de cette artère.

On voit donc combien il est difficile de fixer la science sur la fréquence relative de l'anévrysme spontané de l'iliaque externe, comparée aux autres lésions de cette artère, puisque les articles les plus récemment publiés sur cette affection sont aussi peu concordants et tendent à prouver contre la règle du maître. Ce qui paraît certain, c'est qu'elle est en réalité très-rare et plus connue des Anglais et des Américains. Toujours est-il que nous sommes encore peu riches de notre propre fonds, ce qui justifiera l'importance que nous allons donner à notre observation.

Observation. — M...., officier d'administration, âgé de 40 ans, d'un tempérament nerveux et d'une faible constitution, n'a fait aucune maladie grave. Il a seulement eu quelques accès de fièvre en Afrique. Mais, pendant la campagne du Mexique, il avait contracté, en 1863, une ulcération préputiale sur la nature de laquelle il ne peut donner d'autres renseignements, sinon qu'il fut soumis à un traitement spécifique, suivi assez irrégulièrement au courant des fatigues du service Cet ulcère devint phagédénique et ne se cicatrisa qu'après sept mois de soins ; couronnant ensuite la médication hydrargyrique par l'usage prolongé de l'iodure de potassium à haute dose. Quelle que soit la nature restée douteuse de cette affection, il n'est survenu depuis aucun accident constitutionnel.

Cependant M. M.... était rentré du Mexique dans un état de débilitation très-prononcé, et il avait eu quelque peine à se remettre à son retour en Afrique où, néanmoins, il s'était marié depuis quatre ans et avait eu deux enfants.

C'est dans ces conditions étiologiques, dont il n'est pas facile de déterminer rigoureusement l'influence, que la maladie s'est développée lentement et progressivement à partir du mois de juin 1870, où cet officier éprouva pour la première fois de la gêne dans les mouvements de la jambe gauche, avec tuméfaction légère le jour, disparaissant la nuit.

Cet état, auquel il attachait peu d'importance, se prolongea les mois suivants, et fut compliqué, en août, de l'apparition à l'aine d'une petite tumeur que l'on prit pour un ganglion engorgé.

En septembre, l'œdème diurne et la gêne des mouvements augmentèrent, en même temps que le prétendu ganglion devenait plus volumineux.

Jusque-là on n'avait employé qu'un traitement palliatif, l'iode et les cataplasmes sur la région inguinale, les frictions résolutives et la compression circulaire sur la jambe. Mais en octobre on s'aperçut que la petite tumeur, en se développant, était le siége de pulsations auxquelles on n'attacha pas d'abord assez d'importance, en raison du voisinage de l'artère crurale, dont les battements pouvaient être communiqués.

Cependant, en novembre, la tumeur continuant à s'accroître, M. le Dr Beauregard, médecin aide-major à Dellys, reconnut la présence d'un anévrysme, et s'empressa d'en tenter la guérison par la compression digitale médiate. Mais, au bout de cinq à six heures, il y eut des douleurs intolérables qui obligèrent à la suspendre, douleurs qui furent apaisées par les cataplasmes et la pommade belladonée.

La compression fut ensuite établie à l'aide d'un bandage contentif où l'on interposait une grosse pierre plate, à défaut d'appareil spécial; mais elle ne fut pas mieux tolérée.

Quant à la compression de l'artère iliaque externe au-dessus de la tumeur, on ne put jamais l'obtenir; mais, en ce temps, celle-ci se terminait encore par le repos au lit, et l'œdème disparaissait. Le malade éprouvait aussi quelques douleurs précordiales, auxquelles on opposa la digitale, et qui disparurent.

En décembre, la tumeur ne cessant pas d'augmenter, particulièrement dans la station debout, le malade se soumit à un repos complet, en continuant l'emploi des applications belladonées, et il y eut une amélioration relative, ou plutôt un état stationnaire; du moins l'œdème du membre ne se reproduisait plus.

En janvier 1871, M. ..... crut pouvoir se lever et reprendre son service pendant quatre ou cinq heures par jour; mais la tumeur fit de nouveaux progrès et l'œdème reparut. Il fallut encore supprimer tout exercice, sans que pour cela la maladie cessât de s'aggraver le mois suivant.

C'est alors que M. Beauregard, craignant un accident, fit partir le malade d'urgence pour Alger, où il entra à l'hôpital du Dey, le 27 février.

Nous ne le vîmes que le 28 au matin, et, après avoir recueilli ces renseignements, nous examinâmes la tumeur, qui était grosse comme le poing, avec le plus grand soin.

Nous reconnûmes qu'elle siégeait à la région inguino-iliaque gauche, qu'elle refoulait en bas le ligament de Fallope, qui imprimait à la partie inférieure une légère dépression; qu'elle avait un peu plus d'étendue transversale que longitudinale, environ 9 à 10 centimètres de saillie; qu'elle était pulsatile et offrait un mouvement d'expansion très-appréciable avec un bruit de souffle très-prononcé, assez comparable à celui d'une locomotive; ce qui pouvait porter à croire que le sang s'échappait par une ouverture étroite, tandis que l'autopsie prouva le contraire. En fait, le calibre de l'artère étant bien plus petit que celui du sac, cela s'explique tout de même, mais ne peut rien indiquer sur l'étendue de la lésion vasculaire.

La compression directe était peu douloureuse d'abord et devenait bientôt intolérable pour le peu qu'elle fût prolongée. En cherchant à comprimer l'artère iliaque externe ou la primitive dans le bassin, on n'arrivait que très-difficilement à diminuer les battements, mais jamais à les suspendre dans la tumeur, dont la surface était arrondie et légèrement ondulée irrégulièrement.

Le membre pelvien gauche n'était ni bien amaigri ni infiltré. On y trouvait les battements de la crurale à la place ordinaire; et, s'il y avait parfois de la douleur, c'était celle causée par la fatigue et la gêne locales. Du côté du cœur, rien de particulier, les sensations dont il a été question ayant disparu sans retour. Cependant le pouls ne descendait pas au-dessous de 80, et il variait facilement entre ce chiffre et 90, généralement petit et faible.

Dans une consultation entre les médecins traitants, où se trouvaient réunis M. Beylot, médecin principal, et MM. les docteurs Collardo, Alcantara et Caussanel, médecins civils requis; M. Beylot nous ayant exposé l'histoire d'une tumeur sous-inguinale qu'il avait observée à Toulon et qui, offrant tous les attributs classiques de l'anévrysme, n'avait été en fin de compte qu'une tumeur hématique simple, conclut que, malgré les apparences favorables à un diagnostic précis, il ne fallait pas se hâter de prononcer, et qu'il était préférable d'observer d'abord. Chacun s'étant rangé à cet avis, nous nous résignâmes à attendre, bien que, ne doutant pas de la réelle existence d'un anévrysme de l'artère iliaque externe, nous considérions la ligature au-dessus de la tumeur comme la seule et ultime ressource.

Nous mîmes donc le malade en observation, et, pour ne pas rester complétement inactif, nous reprîmes quelques essais de compression modérée sur la tumeur dans le but au moins d'y ralentir le cours du sang, après avoir en vain essayé de l'établir effectivement au-dessus.

Quant à la pratiquer au-dessous, d'après la méthode de Brasdor, nous ne pensions pas pouvoir en tirer un parti avantageux. Nous prescrivîmes en même temps un régime doux et modéré; une portion avec aliments variés et vin; digitale à l'intérieur d'abord, puis iodure de potassium jusqu'à quatre grammes progressivement.

Alors le malade se levait encore tous les jours pour aller prendre l'air au jardin, ou pour s'étendre sur un divan, mais évitant tout exercice.

Malgré l'accroissement rapide que l'on avait remarqué dans le développement de la tumeur avant l'admission à l'hôpital, les choses restèrent en cet état jusque vers le milieu du mois d'avril, non sans une augmentation de souffrance locale de fatigue et de faiblesse générale qui à cette époque ne permettait plus de lever le malade.

Cependant la tumeur tendait de nouveau et insensiblement à s'accroître.

Il était évident qu'il faudrait bientôt prendre une détermination, et M. Baizeau, médecin principal chef, qui en rentrant de France nous avait apporté un précieux concours, avait d'abord paru disposé à conseiller la compression digitale intermittente sous la tumeur. Mais diverses tentatives d'exploration, la flexion plus soutenue de la cuisse sur le bassin pour ralentir la circulation, ayant paru augmenter la tension et les battements, en même temps que ces manœuvres produisaient une gêne et des douleurs plus vives, on se convainquit bientôt des dangers que ces moyens feraient courir, et il y fut renoncé.

D'ailleurs, depuis quelques jours, la tumeur offrait à sa partie supérieure un point manifestement plus bombé et plus faible. Les battements étaient plus forts ainsi que le bruit de souffle, et les diamètres avaient augmenté d'un centimètre environ.

Il était évident qu'une nouvelle évolution s'opérait, et, si ce n'était pas une première poussée sanguine en dehors du sac et dans le tissu conjonctif, c'était une seconde impulsion de caillots, recouvrant ainsi l'anévrysme vrai primitif d'un anévrysme diffus consécutif.

C'est alors qu'ayant eu sous les yeux un article de la *Gazette hebdomadaire* 1869, où il est rendu compte des essais faits par Langenbeck avec la solution d'ergotine Bonjean en injections hypodermiques, nous résolûmes, de concert avec M. Baizeau, d'y avoir recours dans l'espoir d'épargner au malade les dangers de l'opération, bien que n'osant pas y compter.

Mais avant tout, pour nous ménager les moyens de nous rendre un compte exact des modifications qui pourraient survenir, nous essayâmes d'obtenir avec le sphygmographe des tracés qui pussent nous servir de base de comparaison.

Malheureusement la forme bombée de la tumeur ne permit pas d'assurer l'instrument dans une position stable et sûre qui permît d'obtenir des courbes régulières. Il fallut y renoncer. Mais M. Jaillard, pharmacien-major, nous construisit un sphygmomètre avec une poche en caoutchouc contenant de l'eau distillée colorée avec la fuschine, qui remontait dans un long tube capillaire. Cet instrument si simple, appliqué sur le centre de la tumeur, nous donna constamment un mouvement d'oscillation de la colonne liquide, isochrone aux battements du pouls et en rapport avec la force d'impulsion. Pour commencer il offrit un écart de deux millimètres.

En attendant, nous pratiquâmes, le 24 avril, avec le trois-quarts de la seringue Pravaz, une ponction oblique sous la peau et sous le sommet de la tumeur, et nous instillâmes cinq gouttes de la solution d'ergotine Bonjean, suivant la formule de Langenbeck ; extrait aqueux d'ergotine, 2 parties ; alcool rectifié et glycérine, de chacun, 7 parties ; ce qui devait porter sous la peau trois centigrammes pour commencer.

Cependant nous n'étions pas suffisamment rassurés sur les conséquences que ce traitement local pourrait avoir au point de vue du retard apporté à l'opération, en raison des progrès si subitement marqués de l'anévrysme vers une rupture qui paraissait devenir imminente, car, depuis quelques jours, la peau avait pris une teinte ardoisée : aussi, dans le but de conjurer tout accident, il fut convenu que la glace serait posée en permanence sur la tumeur.

Toute médication interne étant déjà suspendue, il ne fut plus d'ailleurs rien changé au régime.

Le soir, il ne s'était produit rien de particulier : mais le pouls était monté à 100, bien que le malade n'accusât aucun sentiment de malaise nouveau.

Une seconde injection de quatre centigrammes fut pratiquée, le 26, sur un point différent ; mais, auparavant, nous comparâmes les battements des artères crurales et tibiales sur les deux membres, et nous constatâmes une différence en moins du côté malade, sans que cela nous parût, du reste, pouvoir être attribué à une première injection d'ergotine.

Ce n'est que le 28 que la tumeur commença à présenter un mouvement d'expansion moins prononcée et qu'elle parut même durcir un peu, bien que le sphygmomètre marquât encore deux millimètres d'écart.

Mais, à son sommet, la peau avait pris une teinte ecchymotique qui nous fit craindre la gangrène et nous engagea à supprimer la glace.

Néanmoins, une troisième injection d'ergotine fut pratiquée sur le côté pubien de la circonférence, en raison de l'augmentation de la sensibilité sur les autres points.

Le 30, les mouvements d'expansion paraissent avoir repris ce qu'ils avaient perdu pendant l'application de la glace, et la peau tend à reprendre sa couleur normale.

Une quatrième injection d'ergotine de six centigrammes produit une douleur vive aux dernières gouttes.

Pendant ce temps, les matinées sont assez calmes ; mais vers le soir il y a de la fièvre que l'on combat avec le sulfate de quinine. Il y a aussi perte d'appétit, constipation, agitation nerveuse, contre lesquelles nous avons recours aux lavements, aux purgatifs et aux antispasmodiques. Les jours suivants, la tumeur, qui ne paraît cependant pas phlogosée, devient le siége d'une sensation de brûlure qui s'irradie vers le scrotum, le long du cordon spermatique et des rameaux du génito cutané.

Cependant les mouvements d'expansion diminuent, et le 4e jour on constate que le sphygmomètre ne présente plus qu'un millimètre d'écart. Mais aussi la tumeur s'est encore développée et a acquis 12 à 13 centimètres ; ce qui indique une plus grande accumulation de caillots dans le tissu conjonctif et probablement une compression plus forte. Pour le moment, il n'y a plus de fièvre, et l'appétit est un peu revenu.

Le lendemain 5, nous faisons une 5e injection d'ergotine de 6 centigrammes, qui produit encore une vive douleur, bien que passagère.

Néanmoins, la tumeur devient plus saillante et brunâtre au sommet. La peau y paraît décollée par une suffusion sanguine à laquelle les injections d'ergotine ne sont pas étrangères.

Le 7, après une nuit agitée et fébrile, un urticaire se déclare et dure trois jours, pendant lesquels on continue à combattre la constipation, qui est toujours rebelle. Régime doux.

Le 10, l'état général étant plus satisfaisant, on en profite pour faire une 6e injection de huit centigrammes d'ergotine, divisée en deux et sur deux points opposés, dans l'espoir d'éviter la douleur qui se produit cependant encore à la quatrième goutte, au côté interne.

Les jours suivants ne présentent rien de bien remarquable. Les mouvements fébriles reparaissent le soir irrégulièrement et sans frisson initial. Une excitation nerveuse persistante réclame incessamment l'emploi des antispasmodiques, mais l'appétit est meilleur.

Cependant la tumeur est toujours très-sensible au toucher et paraît continuer à s'accroître ; mais le sphygmomètre indique seul la persistance de la circulation sur le centre de l'anévrysme par les oscillations régulières de sa colonne de liquide.

Le malade éprouve une fatigue de plus en plus grande, un embarras dans le bassin dont nous retrouverons plus tard la cause, et que, pour le moment, on est tenté d'attribuer à un développement profond de la tumeur, qui est toujours le siége d'une sensation de brûlure plus ou moins forte, et que les applications topiques ont peine à calmer ; l'état général restant d'ailleurs toujours le même.

Ne pouvant apprécier exactement la part de l'ergotine dans les modifications que subit l'anévrysme et la diminution si remarquable de la circulation dans le sac, nous ne croyons pas devoir renoncer prématurément à ce moyen, et, le 14, nous en injectons pour la 7e fois dix centigrammes en deux doses, ce qui produit toujours une douleur très-aiguë aux dernières gouttes. Il faut dire aussi que, à chacune de ces opérations, bien que l'on comprimât les piqûres, il s'est toujours échappé quelques gouttes de liquide sanguinolent.

A partir de ce moment, la tumeur trahit à peine un mouvement circulatoire profond ; mais elle est de plus en plus douloureuse, bien qu'elle ne paraisse pas davantage être devenue le siége d'un état phlogistique.

De son côté, le malade est aussi plus fatigué et plus énervé ; ses traits sont plus altérés, l'appétit est nul, la constipation rebelle, la miction devient difficile et pénible.

Le 20, le décollement de la peau sur le sommet s'est étendu et a pris une teinte livide; on y sent de la fluctuation, et il n'est plus possible d'insister sur l'emploi local de l'ergotine en présence d'une rupture imminente : aussi, d'accord avec M. Baizeau, une consultation est convoquée pour le lendemain, et tout est préparé pour l'opération.

Le 21 mai au matin, on constate que la tumeur a acquis 13 à 14 centimètres de superficie dans ses deux diamètres, au lieu de 10 qu'elle avait au moment de l'arrivée du malade, autant qu'il est possible de prendre des mesures exactes sur une surface bombée, dépressible à sa circonférence. Le sommet est livide et présente de la fluctuation, sans que l'on puisse juger si elle est superficielle ou profonde. Les battements et le bruit de souffle sont presque imperceptibles et difficiles à constater, bien que leur persistance ne soit pas douteuse. Il en est de même de la circulation dans l'artère crurale. Le malade est fortement affaibli par la souffrance et le décubitus prolongés, ainsi que par une alimentation depuis longtemps insuffisante, grâce à la perte de l'appétit. Il est du reste très-résolu et préparé depuis la veille par un lavement laxatif.

Tous les médecins présents à la première consultation reconnaissant l'urgence de l'opération, nous y procédons séance tenante en leur présence et avec le concours de M. Baizeau, aidé de MM. Larger et Grandjean, médecins aides-majors, dont l'un assure la chloroformisation et l'autre prête les mains aux détails opératoires.

La salle des conférences du pavillon des officiers, éclairée par trois fenêtres, ayant paru convenable en raison de la proximité du malade, avait été disposée à cet effet.

*Opération.*— Avant de commencer l'opération, nous n'avions pas de parti pris quant au point sur lequel serait placée la ligature. Il est évident qu'il fallait se réserver d'agir suivant l'état des vaisseaux et particulièrement de l'iliaque externe. Quant au procédé, il n'était possible de suivre aucun de ceux qui sont devenus classiques, mais dont les circonstances ont forcé la plupart des opérateurs à s'éloigner. Ici il fallait éviter d'inciser sur la tumeur et, de quelque manière qu'on s'y prît, tellement se rapprocher de la ligne ombilicale, qu'on serait toujours plus à portée de l'iliaque primitive que de l'externe. Plusieurs opérateurs, Bellingham entre autres, avaient fait une incision curviligne à concavité interne, commandée sans doute par les circonstances. Ne pouvant suivre le procédé d'Abernethy, puisque nous n'avions que cinq centimètres de champ de l'ombilic à la tumeur et que cela eût été insuffisant, nous le combinâmes avec celui de Cooper, c'est-à-dire que nous fîmes à quelques centimètres au-dessus de l'épine iliaque supérieure, et en longeant le bord de la tumeur, une incision horizontale de six centimètres, remontant légèrement vers le côté externe du muscle droit, et de là une incision verticale un peu oblique se terminant à trois centimètres en dehors et au niveau de l'ombilic. Nous eûmes ainsi une incision demi-circulaire de 11 centimètres à convexité interne et inférieure.

La peau et le tissu cellulaire incisés, les fibres musculaires furent successivement coupés avec le plus grand soin jusqu'à l'aponévrose profonde ; mais il fallut d'abord lier à l'angle supérieur quelques rameaux de l'épigastrique. Il nous parut alors dangereux de passer en aveugle une sonde cannelée sous cette aponévrose dont la section devait être aussi en courbe parallèle à celle des muscles et de la peau, et nous nous bornâmes à l'inciser, à l'aide de ciseaux mousses, par petits coups et avec lenteur, en la soulevant avec des pinces ; ce qui s'accomplit sans accident et sans toucher au péritoine qui était assez adhérent.

Cette membrane étant ainsi mise à nu, nous procédâmes à son décollement de la paroi abdominale de dedans en dehors jusqu'au bassin et puis de dehors en dedans, ramenant ainsi la masse intestinale vers le centre et non de bas en haut, de crainte que des adhérences avec la tumeur n'eussent pour effet d'y exercer des tiraillements dangereux.

Nous arrivâmes ainsi à découvrir le relief du muscle psoas, où nous ne sentîmes d'abord qu'un cordon aplati et sans battements qui n'était autre que l'uretère avant son passage sur l'iliaque externe.

Malheureusement la lumière ne venant pas d'assez haut et ne pouvant placer le malade plus favorablement en l'inclinant du côté gauche, puisque les intestins eussent été plus difficiles à maintenir à droite, on ne put distinger les parties profondes, d'autant plus que la tumeur, par son volume, gênait singulièrement la manœuvre et diminuait le champ d'observation.

Cependant, en continuant à décoller le péritoine sur le centre, nous rencontrâmes la bifurcation de l'iliaque primitive et, immédiatement au-dessous, deux vaisseaux reconnaissables à leurs battements. C'étaient les iliaques interne et externe, presque sur le même niveau; celle-ci paraissant être un peu plus en dedans, légèrement divisée sans doute par la tumeur et ne reposant plus exactement sur le bord du psoas.

Au toucher elle semblait avoir encore assez de longueur pour recevoir à la rigueur une ligature, en la posant assez près de la tumeur pour ne pas empêcher la formation d'un caillot obturateur au bout supérieur.

Mais que fût devenu le bout inférieur émergeant directement du sac anévrysmal? D'ailleurs la manœuvre eût été très-difficile, surtout au juger; et comme, en revanche, on reconnaissait parfaitement l'iliaque primitive un peu plus haut à l'extrémité de l'indicateur, pour ne pas prolonger une situation aussi périlleuse et avec l'assentiment des assistants, nous nous décidâmes à passer la ligature sous cette artère, immédiatement au-dessus de sa bifurcation, avec l'aiguille de Deschamps armée d'un fil ciré double.

Ce ne fut pas sans quelque peine, il faut le dire, que nous parvînmes à la dégager de la veine avec le doigt et l'aiguille, et qu'après nous être assuré par le toucher qu'elle était bien isolée et bien prise, nous n'eûmes plus qu'à l'étreindre dans un double nœud, après avoir fait écarter les intestins et pris tous les soins possibles pour ne rien lier avec le vaisseau, ce que chacun put d'ailleurs vérifier.

Ainsi fut heureusement terminée cette longue et laborieuse opération, qui n'avait pas duré moins d'une heure, pendant laquelle le patient avait supporté l'anesthésie avec des alternatives qui nous ont plusieurs fois forcé de nous arrêter pour nous assurer que la vie n'allait pas nous échapper.

Nous pûmes constater tout d'abord la cessation complète de tous battements ou bruits de souffle dans l'anévrysme, ainsi que la suspension de la circulation dans l'artère crurale.

On put ensuite procéder à la toilette de la plaie et au pansement. Les ligatures supérieures furent relevées sur l'abdomen ; celle de l'iliaque fut placée dans l'angle inférieur externe, et les bords de l'incision des parois abdominales furent réunis par cinq points de suture et deux serre-fines. Puis le tout fut recouvert d'un pansement simple à la glycérine et maintenu par un bandage de corps.

Le malade, complétement réveillé, apprit avec satisfaction que tout était fini. Il fut reporté dans son lit et couché en décubitus dorsal, la jambe gauche soutenue en demi-flexion par un coussin placé sous le jarret.

Vin de cannelle composé, infusion de tilleul orangé, potion antispasmodique, deux pilules d'opium.

Tout d'abord nous crûmes devoir prendre des mesures pour empêcher le refroidissement du membre, que l'on entoura de sachets de sable chaud, bien qu'il n'y eût aucun abaissement apparent de la température.

Dans l'après-midi, le pouls est monté à 110 ; la peau est chaude, la face grippée. Il y a de fortes nausées qui fatiguent d'autant plus que le malade redoute l'effet des efforts convulsifs. Il dit qu'il lui semble qu'on lui étreint quelque chose dans le ventre avec une tenaille, ce qui n'est pas étonnant ; l'abdomen est douloureux.

Boissons glacées, opium, collodion élastique autour de la plaie. Cathétérisme s'il y a lieu, la miction n'ayant pu se faire depuis le matin, mais elle s'opère d'elle-même dans la soirée.

Le 22, malgré des souffrances intermittentes assez vives, la nuit a été relativement passable. Les nausées ont à peu près cessé, mais elles sont remplacées par un besoin fréquent d'expectorer, très-laborieux et très-pénible en raison de l'impuissance fonctionnelle des parois abdominales, que le malade craint de ne pas assez ménager, et de l'astriction douloureuse et spasmodique que cause la ligature.

Il y a de la fièvre, 120 pulsations, peau chaude, soif ardente. Les observations comparatives de la température des membres abdominaux avec un thermomètre *ad hoc* donnent du côté malade 35° à la cuisse, 34° 1/2 à la jambe ; tandis que le côté sain n'a que 34° dans toute son étendue : aussi supprime-t-on les sachets. Le pansement est renouvelé et les serrefines sont enlevées. Il y a eu un écoulement sanguinolent assez abondant, mais parfaitement imputable au dégorgement de la plaie. Bouillon, eau de Seltz, tilleul orangé, opium dix centigrammes en 4 pilules, potion antispasmodique.

Les jours suivants, l'état général est relativement satisfaisant, chacun des symptômes précédents allant en s'améliorant et la fièvre traumatique diminuant progressivement. Le ventre est souple, le pouls à 84 ; les bords de la plaie, un peu tuméfiés, paraissent d'abord suivre une marche régulière.

Ce qui fatigue le plus le malade, ce sont les spasmes réflexes sur les voies respiratoires et un sentiment de constriction douloureuse dans l'abdomen. En même temps l'appétit est presque nul, et la miction parfois difficile.

La tumeur devient de plus en plus livide tout en s'affaissant ; une auréole brunâtre se forme sous le pli inguinal, comme s'il y avait résorption ecchymotique.

La jambe conserve une température égale à celle du côté opposé, mais il y a toujours un degré de plus à la partie supérieure de la cuisse, 35 contre 34.

Le 29, la fièvre reparaît, et la tumeur est plus saillante, sans être cependant ni plus chaude ni plus fluctuante que d'habitude. Depuis quelques jours les bords de la plaie se sont ulcérés et ils tendent à s'écarter ; le pus est moins louable, mais on cherche en vain une collection, un foyer quelconque.

Néanmoins on lotionne avec l'eau phéniquée et l'on cherche à placer un drain dans la cavité abdominale en suivant la ligature. Le drain ne pénètre que par-dessous la plaie et n'est pas d'une grande utilité.

Les pansements sont faits avec la glycérine et l'alcool camphré, après avoir badigeonné les bords ulcérés de la plaie avec la teinture d'iode, qui cause une cuisson désagréable au malade.

Le traitement reste le même. Il a pour but de combattre chacun des accidents et de soulager les spasmes pharyngiens qui fatiguent le plus. Il y a aussi des soubresauts dans le bras gauche, des spasmes cloniques.

En même temps, on cherche à alimenter le malade par tous les moyens possibles. La constipation ayant été respectée jusque-là, il paraît utile d'y remédier, et plusieurs selles provoquées soulagent le malade.

Le 30, la fièvre tombe et l'on reconnaît qu'elle était prémonitoire d'un double érysipèle à la fesse et à la partie interne de la cuisse, sans rapport immédiat avec la plaie.

Cet accident est exclusivement traité par les enduits de collodion élastique, et cède promptement, excepté à la cuisse, où il résiste quelques jours de plus, sans étendre sensiblement ses limites, pour disparaître à son tour.

Pendant ce temps, la fièvre reparaît irrégulièrement, et particulièrement vers le soir, sans frisson, mais avec des transpirations consécutives très-abondantes. Le sulfate de quinine en triomphe passagèrement, mais ne peut en empêcher les retours prochains.

Le malade s'affaiblit visiblement, mais il y a des temps d'arrêt où il se sent mieux et dont on profite pour l'alimenter sans cesser de combattre, par une médication tonique et antispasmodique, les autres accidents qui, bien que moins prononcés, persistent à se montrer.

Le 3 juin, une vésicule, qui s'était formée sur le sommet de la tumeur, s'est ulcérée, et il s'en écoule un pus sanieux.

Le décollement de la peau s'est étendu vers la plaie, dont la suppuration, d'abord assez réduite, devient bientôt abondante, sanieuse et fétide.

On reconnaît alors que les liquides provenant de la superficie de la tumeur pénètrent dans la fosse iliaque et s'écoulent par l'angle inférieur de la plaie abdominale où se trouve la ligature. Les bords de cette plaie continuent à s'ulcérer, et tous les points de suture ne tardent pas à se détacher les uns après les autres.

Le 5, la situation générale s'est aggravée. Le facies est très-altéré, et on se demande si l'on n'est pas en présence d'une fièvre de résorption, que nous essayons de combattre par l'alcoolature d'aconit, sans cependant rien changer aux autres parties du traitement. Mais il y a toujours une grande diversité dans l'ensemble et la gravité des symptômes, et cette perspective ne se confirme pas les jours suivants.

En effet, tandis que la suppuration sanieuse augmente et entraîne au dehors des caillots ramollis, qui s'écoulent de la tumeur en voie de dissociation, par la plaie abdominale, l'ulcération s'agrandit aussi et laisse voir un amas peu résistant de tissu conjonctif, fortement modifié par l'infiltration sanguine, en train de se désagréger.

Mais comme il n'y a aucune apparence que la circulation tende à se rétablir dans le sac, que les battements n'ont pas reparu, pas plus qu'on ne les sent dans la crurale, tout cela ressemble à un travail d'élimination, qui ne laisse pas d'autre crainte que celle résultant de l'affaiblissement progressif du malade, qui semble devoir succomber prochainement à la fièvre hectique, malgré des réactions passagères et des revirements encourageants.

En même temps, des douleurs plus aiguës se font sentir jusque dans la jambe ; la cuisse devient sensible à la pression et augmente de volume ; la zone brunâtre sous-inguinale forme un léger relief, et enfin une escarre se déclare au sacrum. On soupçonne bien une collection profonde, mais on ne peut la découvrir.

Cependant le malade, qui se cramponne à l'existence, prend tout ce qui peut le soulager, et s'alimente autant que la fièvre, qui est souvent accompagnée de subdelirium, lui laisse quelque repos et un peu d'appétit passager.

Dans les derniers jours, il survient de la diarrhée, que l'on combat par les lavements opiacés et le sous-nitrate de bismuth, tout en continuant l'usage du quinquina et des antispasmodiques. La plaie tend à se fermer par un tissu intermédiaire à sa partie supérieure, où les ligatures sont tombées, et les pansements sont additionnés de décoction de quinquina alcoolisée, sans préjudice de tous les moyens propres à faciliter l'écoulement et la désinfection des matières sanieuses, qui sont de plus en plus abondantes.

La ligature de l'iliaque tient toujours.

Le 18 juin, au matin, le malade est inondé de sueur, le pouls à 96 ; la diarrhée tend à diminuer. La tumeur, qui s'est encore étendue vers la cuisse, continue à se désagréger du côté de l'abdomen. En pressant légèrement de bas en haut, on fait sourdre quelques gouttes de pus blanchâtre sous le bord inguinal de la peau ulcérée.

La présence du pus au pli de l'aine, venant d'un foyer profond, n'est plus douteuse ; mais la fluctuation n'y est pas manifeste, et il serait dangereux d'y pénétrer avec un instrument quelconque. D'ailleurs, l'élimination tend à se faire, et il nous paraît plus prudent d'attendre que de la précipiter. L'escarre du sacrum est agrandie, et le pourtour en est enflammé. On éprouve une peine infinie à faire le pansement, tant à cause de l'état des parties lésées que de l'extrême faiblesse du malade, qui cependant mange un peu.

A onze heures et demie, on vient nous prévenir en ville que le malade, s'étant irrité de ce que son potage n'était pas apprêté à son goût, avait fait quelques efforts, et qu'il s'était produit une hémorrhagie.

Nous nous rendîmes près de lui en toute hâte, et nous le trouvâmes inondé de sang et de matières fécales liquides qu'il venait de laisser aller sous lui.

On le nettoie et on le change comme on peut, et nous procédons à l'examen des parties. Après avoir levé le pansement, on voit du sang rouge sourdre par le bord inférieur de la plaie, et comme la ligature tient bon, il n'y a nul doute qu'il ne vienne de la tumeur elle-même, à travers les caillots et les tissus ramollis qui en forment la couche extérieure. Il est versé dans la fosse iliaque sous la peau qui recouvre encore cette partie, mais qui, depuis longtemps, est décollée.

Il ne s'écoule plus rien par le sommet de la tumeur; mais celle-ci exerce une tension plus grande dans l'abdomen, qui, sous l'influence de l'épanchement sanguin, est moins affaissé et paraît plus rempli.

Cependant on ne constate aucune impression pulsatile, ni dans l'anévrysme, ni dans la crurale, et bientôt l'hémorrhagie s'arrête sous la pression des caillots qui se sont formés dans la fosse iliaque, et que nous croyons devoir respecter et consolider, en nous bornant à renouveler le pansement avec du perchloruré de fer au lieu de quinquina alcoolisé. Le tout est recouvert avec une vessie pleine de glace, que l'on devra entretenir.

Le malade est très-affaibli; il se sent défaillir. On lui donnera d'un vin de cannelle composé d'abord pour le ranimer, puis d'une potion avec un gramme de perchlorure de fer, et, suivant l'état, d'une potion antispasmodique. Bouillons froids à plusieurs reprises dans la journée, qui, d'ailleurs, se passe sans nouvel accident.

Le 19, au matin, l'hémorrhagie ne s'était pas reproduite, et le malade, quoique très-faible, était relativement assez bien. Il avait même repris une physionomie tranquille et confiante. La tumeur est comme étalée à sa base et dans l'abdomen, par suite apparente de l'épanchement sanguin, de la présence des caillots, et sans doute d'un foyer profond, mais elle n'a pas augmenté depuis la veille, indice que l'hémorrhagie interne s'est aussi arrêtée.

Mais le pouls est petit et fréquent; la peau est couverte d'une sueur visqueuse et froide, malgré les boules d'eau chaude que l'on a mises aux pieds, les couvertures et l'élévation de la température ambiante.

Le malade a pris tout ce qui lui avait été prescrit, et il est changé complétement de linge avec des précautions infinies, ne pouvant le laisser croupir dans les exhalaisons humides et infectes de la veille.

On s'assure alors de nouveau, par une exploration attentive et à l'aide du sphygmomètre, qu'il n'y aucune impulsion sanguine appréciable, ni sur la tumeur, ni au-dessous, sur la fémorale. Puis le pansement est renouvelé avec la solution de perchlorure de fer, *intus* et *extra*, pour augmenter, s'il se peut, la consistance des caillots, que l'on respecte au fond de la plaie abdominale.

Le malade prend ensuite un chocolat avec plaisir. Mêmes prescriptions que la veille ; alimentation conditionnelle. Nous l'avions quitté après dix heures, lorsque, une heure plus tard, on vint me prévenir que l'hémorrhagie reparaissait. Cette fois, nous le trouvons entouré de caillots volumineux, dont nous nous hâtons de le débarrasser, ainsi que des objets de pansement, qui sont fortement imprégnés de sang rutilant, pour rechercher la source de l'hémorrhagie et l'arrêter, s'il est possible. Mais elle paraît se suspendre de nouveau, et, dans l'état d'épuisement du malade, nous croyons devoir nous borner à quelques soins de propreté et au renouvellement du pansement avec perchlorure de fer et glace, en attendant de la voir reparaître, ou plutôt dans l'impuissance de faire plus en présence d'une situation aussi désespérée.

En effet, le malade est exsangue, d'une pâleur extrême, froid et ne respirant qu'avec une grande peine, le sang n'affluant plus aux poumons en quantité suffisante.

Il est prêt à défaillir ; il dit qu'il étouffe et demande de l'air, qu'on lui prodigue inutilement. Il accuse en même temps des douleurs très-vives dans la cuisse. Cependant, par des affusions froides et vinaigrées sur le front, les tempes et les mains, par des inhalations de vapeurs ammoniacales, nous parvenons à maintenir la situation sans nouvelle hémorrhagie jusqu'à deux heures, moment où il succombe sans agonie, après avoir perdu le sentiment et la perception des objets extérieurs, depuis peu de temps seulement, dans le 30e jour de l'opération.

*Autopsie.* — 18 heures après la mort.

L'aspect général est remarquable par la décoloration de l'enveloppe extérieure; la roideur cadavérique est peu prononcée. A part l'escarre au sacrum, il n'y a aucune tache ou suffusion hypostatique. La cuisse gauche est plus volumineuse que la droite.

La tumeur est large et étalée. Elle présente au sommet une ulcération d'environ trois centimètres, remplie par une bouillie noirâtre de caillots ramollis et de tissu cellulaire désagrégé.

La plaie abdominale est blafarde, en partie fermée dans sa portion verticale par un tissu intermédiaire en voie de formation. L'angle inférieur où se trouve la ligature contient aussi un caillot mou et communique avec la fosse iliaque, d'où l'on fait sortir une sanie noirâtre par la pression.

Les parois abdominales sont d'abord détachées d'une épine iliaque antérieure à l'autre par une incision courbe qui passe sous le relief des cartilages costaux, et sont ensuite renversées sur les cuisses.

Les premières remarques que nous faisons sont l'absence de toute trace de péritonite et les adhérences de l'épiploon au bord supérieur de la plaie, interceptant toute communication entre la fosse iliaque et l'abdomen.

L'S du côlon ayant ensuite été prise entre deux ligatures et incisée, les intestins sont détachés de gauche à droite et rejetés en dehors. On trouve alors l'uretère qui est disséqué de haut en bas et rejeté sur le côté; puis, en dedans, le relief bleuâtre de l'iliaque primitive, s'arrêtant à la bifurcation de l'aorte d'une part et de l'autre à la ligature qui surmonte immédiatement sa division en iliaques externe et interne, sans interruption de continuité. Les vaisseaux sont un peu plus en dedans que de coutume, du moins l'iliaque externe, qui a quitté le relief du psoas, ce muscle étant lui-même fortement réduit et émacié. Du reste c'est en dessous de la cloison formée par les adhérences de l'épiploon à la plaie qu'on peut le mieux observer cette artère en dedans de la fosse iliaque, qui est pleine de liquide sanieux, paraissant venir de la tumeur à travers sa masse désorganisée.

Avant d'aller plus loin, l'aorte ayant été coupée en travers au-dessus de sa bifurcation est incisée dans sa longueur, ainsi que l'iliaque primitive, et l'on peut reconnaître que le caillot obturateur qui remplit celle-ci, bien que brunâtre encore et peu résistant, est cependant feutré et constituait un caillot actif.

Ayant ensuite enlevé jusqu'au-dessous de la bifurcation de la fémorale la peau qui recouvrait la tumeur et qui était en grande partie décollée, nous trouvons une masse de caillots mous qui se laissent écarter avec facilité et qui formaient une couche compacte autour du sac anévrysmal.

Celui-ci offre à sa partie supérieure externe, où il est très-aminci, un pertuis ou plutôt une déchirure qui communique avec l'intérieur et par où le sang, qui s'était d'abord infiltré dans le tissu conjonctif avant l'opération et avait ainsi produit cet accroissement progressif de la tumeur, a fait irruption de nouveau, sans qu'il fût besoin d'aucune force d'impulsion, quand les caillots dissociés n'ont plus offert une résistance suffisante.

Le sac complétement dégagé a les dimensions d'un œuf de poule. Il est alors ouvert longitudinalement, et on le trouve également rempli de caillots mous et noirs en partie de récente formation, en partie plus anciens. Ceux-ci sont un peu plus denses et ils occupent le bas-fond de la cavité, autour de la lésion artérielle, où ils sont un peu adhérents, mais sans apparence de transformation fibreuse.

Après l'avoir vidé, les parois en sont trouvées érodées, amincies et déchirées à la partie supérieure. Bien que constitué par un tissu jaunâtre condensé, on n'y retrouve aucun des éléments constitutifs des membranes artérielles, excepté dans le fond et en se rapprochant du vaisseau. Celui ci est comme étalé sur sa face postérieure dans une étendue de deux centimètres, manquant ainsi tout à fait de la paroi antérieure, qui est remplacée par le sac, et offrant ses deux orifices arrondis, l'un du côté de la ligature, manifestement rétréci, l'autre moins étroit, communiquant avec la fémorale.

En incisant celle-ci on voit immédiatement l'orifice de l'épigastrique et, un peu plus bas, celui de la fémorale profonde.

Du reste, tous ces vaisseaux sont exsangues, et on n'y trouve aucun caillot ; mais la facile communication de la fémorale profonde et de l'épigastrique avec le sac ne permet pas de douter que le sang ait pu refluer dans cette cavité par leur intermédiaire, sans que la circulation s'y soit pour cela rétablie, comme l'indique l'absence de tout mouvement pulsatif rétrograde.

On n'a pas pu constater si, dans le cas où l'artère iliaque primitive eût été divisée par la ligature, l'orifice du bout inférieur aurait été suffisamment réuni pour opposer une barrière à la sortie du saug que recevait encore le sac. Cependant le calibre de la portion supérieure de l'artère iliaque externe était sensiblement revenu sur lui-même, mais pas assez pour que toute circulation y fût impossible et pour que la communication avec l'iliaque interne fût complétement interceptée. Il n'y avait d'ailleurs aucun caillot obturateur dans ce tronçon d'environ deux centimètres.

Malheureusement l'état des parties voisines n'a pas permis de faire une vérification plus minutieuse, car elles étaient toutes fortement altérées par une macération prolongée et l'action corrosive d'un foyer ossifluent qui avait envahi également la région supérieure de la cuisse et dont nous découvrîmes la source en enlevant la pièce anatomique et le paquet des vaisseaux inguinaux.

C'est alors que nous reconnûmes que l'éminence ilio-pectinée et la surface plane du bord supérieur de l'os des iles, entre le pubis et l'épine iliaque inférieure, étaient dans un état de carie avancée. Une suppuration abondante et caractéristique avait envahi toute la région inguinale supérieure et inférieure, altérant et détruisant tous les tissus. Elle s'était surtout accumulée à la partie supérieure de la cuisse, autour et dans l'articulation ilio-fémorale, dont elle avait détruit la capsule à sa face antérieure, où l'on voyait rouler la tête du fémur dans la cavité cotyloïde, sans que cependant il y eût là des traces anatomiques d'une coxalgie ancienne et primordiale.

Ainsi l'examen anatomo-pathologique démontre que l'anévrysme a présenté trois phases bien distinctes dans son évolution morbide :

1° Celle où le sac anévrysmal proprement dit s'est formé (artériectasie);

2° La rupture du sac et le passage du sang dans le tissu cellulaire ambiant, augmentant considérablement son volume (anévrysme diffus circonscrit).

Celle-ci a dû se produire au moment où un premier accroissement marqué de la tumeur s'est déclaré, avant le 27 février, jour de l'entrée à l'hôpital; ou tout au moins vers le 20 avril, époque d'un développement rapide, quand nous nous disposions à intervenir par la méthode nouvelle des injections hypodermiques d'ergotine.

3° La troisième phase, qui n'est que la terminaison de la précédente, commence au moment de la rupture imminente de l'enveloppe cutanée, contre laquelle nous avons opposé la ligature de l'iliaque primitive. C'est la période opératoire qui s'est terminée les 29e et 30e jours suivants par une hémorrhagie interstitielle abdominale à travers les tissus et les caillots désagrégés par la fonte purulente et progressive des parties extrinsèques de la tumeur.

Concurremment, la carie de l'éminence ilio-pectinée et la désorganisation des organes environnants apparaissent comme une complication des plus graves, source des phénomènes généraux consomptifs, et éminemment propre à annihiler le succès de l'opération.

Ceci résume en quelques mots cette longue et intéressante observation que nous croyons devoir terminer par quelques réflexions particulières.

*Réflexions.* — Et d'abord, en l'état où l'autopsie nous a fait connaître la double affection dont le malade était atteint, il n'est pas douteux que celui-ci n'eût pu guérir, alors même qu'il ne se fût pas produit d'hémorrhagie mortelle.

Cet état consomptif, cette fièvre qui ne cédait en apparence au sulfate de quinine que pour reparaître avec persistance, n'en était pas moins le retentissement d'un foyer de suppuration profonde dont aucun symptôme local ne permettait de découvrir la source et qui eût suffi pour amener la mort.

Quelle que soit la manière d'interpréter les phénomènes généraux, malgré les refroidissements plus ou moins prolongés qui précédaient ordinairement la période sidérale, l'absence de frisson initial bien caractérisé nous paraît devoir faire ranger cet ordre de symptômes sous la dénomination de fièvre hectique, la fièvre traumatique ayant été promptement entraînée dans le courant de cette dernière.

Dans tous les cas, si cette affection supplémentaire devait nuire au rétablissement de la santé, elle n'était pas de nature à s'opposer absolument aux conséquences normales de la ligature dans le traitement de l'anévrysme, et il est permis de s'étonner qu'après 29 jours d'oblitération le sac fût resté aussi accessible à l'abord du sang, alors qu'ayant lié l'iliaque primitive, on s'était privé dans le membre compromis d'un retour plus facile et plus prompt de la circulation par les anastomoses de l'iliaque interne.

Étant donnée la facilité avec laquelle la chaleur et la vie s'étaient maintenues dans ce membre, il est certain que la ligature de l'iliaque commune offrait plus de garantie contre l'hémorrhagie consécutive que celle de l'iliaque externe. La longueur du vaisseau, laissé intact depuis la tumeur jusqu'au-dessous de son origine, devait en rendre aussi l'occlusion plus facile; et cependant, si le fil fût tombé plus tôt, si l'artère eût été rompue, la vacuité du tronçon permet de croire que l'hémorrhagie pouvait se produire par son canal, à moins que la section ne fût suffisamment oblitérée par la cicatrice pour qu'il n'y eût pas besoin de caillot obturateur.

Mais, grâce à la persistance de la ligature, c'est par la première rupture du sac et à travers les caillots du dedans et du dehors que l'hémorrhagie s'est produite au 29e et du 30e jour.

Pourquoi donc la circulation, quoique restée latente dans les principaux troncs artériels, s'est-elle si facilement entretenue dans le membre gauche que sa température n'ait pas été un seul instant inférieure à celle du côté droit?

Serait-ce que les divers moyens employés pour arrêter, ou du moins pour ralentir le cours du sang dans l'anévrysme auraient préparé de longue main les voies collatérales?

Malheureusement nous n'avons pas pu faire des recherches sur l'état des vaisseaux anastomotiques. L'orifice de l'épigastrique en particulier n'était pas plus grand que de coutume, bien que cette artère ait dû concourir pour une large part à l'approvisionnement du système inférieur. Serait-ce que l'emploi de l'ergotine en injections hypodermiques aurait concouru à ce résultat, alors que l'extension de la tumeur ne faisait que s'accroître par l'infiltration sanguine en dehors du sac et dans le tissu conjonctif?

Toujours est-il qu'aucun de ces moyens et, en particulier, l'action dynamique de l'ergotine n'ont pas facilité la production de caillots actifs. Cependant il est certain qu'au moment où l'on pratiquait ces injections, la tumeur avait paru durcir et que les battements avaient considérablement diminué; mais on ne peut voir là qu'un effet de la compression exercée sur le sac par l'accumulation croissante des caillots à sa périphérie, et, sans doute aussi, l'action momentanée de la glace n'y aura pas été tout à fait étrangère.

Quant à une action spéciale contractile sur les fibres lisses de la tunique vasculaire, comme l'explique Langenbeck, elle ne pouvait rien pour le rapprochement des orifices artériels écartés de deux centimètres et séparés par une disparition complète de la paroi antérieure, qui était comme étalée sur les côtés de la postérieure et allait en se perdant dans la coque anévrysmale. On doit donc penser que, si cette action est vraie, elle ne peut avoir d'effet utile que dans les cas où l'anévrysme est le résultat d'une simple fissure des tuniques moyennes et internes; ce que l'on ne sait ordinairement qu'après l'examen nécroscopique.

Est-ce à dire pour cela que, dans l'espèce, cette tentative, inutile au point de vue dynamique ou hémostatique, fut tout à fait perdue? Nous ne le pensons pas, puisque, en contribuant à retarder l'opération d'un mois, en permettant à la tumeur d'exercer, pour ainsi dire, une pression plus grande sur elle-même et d'entraver ainsi la circulation dans le sac, la circulation collatérale par les anastomoses avait préparé ses voies pour assurer la nutrition du membre pelvien. Mais, d'un autre côté, peut-on dire qu'une opération plus hâtive, en ne laissant pas à la carie le temps d'étendre ses ravages, n'eût pas eu plus de chances de succès? Cela nous paraît douteux quand on songe à la marche ordinaire des ostéites suppurantes; d'ailleurs cette situation nous était restée inconnue, bien que le soulèvement de la tumeur par la masse purulente ait certainement contribué à son développement apparent dans les derniers temps.

Même après l'occlusion complète du vaisseau, le retour du sang dans l'anévrysme, qui s'est si fâcheusement accusé tardivement par une hémorrhagie promptement mortelle, n'a produit que des caillots passifs. Et cependant cette nouvelle circulation était si peu active que la tumeur n'offrit jamais plus la moindre oscillation qui pût faire redouter cet accident. Cette condition eût dû même être favorable à la formation de caillots fibrineux, quelle que soit l'explication qu'on en donne ; mais il est vrai qu'il y avait là une autre lésion qui, pour n'être pas incompatible, a bien pu ne pas rester tout à fait étrangère à cet obstacle apporté à la marche régulière des anévrysmes opérés.

Il est probable d'ailleurs que l'épigastrique aura été l'agent principal du retour du sang dans l'anévrysme par circulation réflexe ou par dégorgement, ce qui en aura singulièrement amorti l'impulsion. Cette artère, ainsi que la circonflexe iliaque, est trop immédiatement liée à ces sortes de tumeurs pour ne pas offrir un danger réel ; et, s'il était facile de les supprimer, il y aurait avantage à le faire au point de vue de l'hémorrhagie, si, d'un autre côté on n'augmentait ainsi les chances de gangrène, ordinairement si redoutables.

Quoi qu'il en soit des causes ou des moyens qui peuvent concourir à s'opposer au retour du sang dans le sac anévrysmal, au point de vue pratique, ou à celui des théories plus ou moins spéculatives qui ont cours dans la science sur la formation des caillots actifs, on peut toujours se rejeter sur les conditions organiques particulières au malade, sur la nature complexe de son affection, sur son état de débilité et le peu de plasticité du sang.

Il ne faut cependant pas oublier que le caillot obturateur qui remplissait l'iliaque commune offrait tous les attributs du caillot actif. Ce n'est donc pas là qu'était le danger, et comme, après tout, la circulation n'avait pas cessé d'alimenter le membre pelvien, le principal enseignement que fournit cette observation, c'est que : 1° la ligature de l'iliaque primitive ne fait courir aucun danger immédiat ; 2° qu'elle ne compromet pas sérieusement la vie des parties sous-jacentes ; 3° qu'on peut toujours la tenter quand il n'y a pas de contre-indication appréciable ; 4° enfin qu'elle doit avoir d'autant plus de chances de succès que le sujet est plus vigoureux, pourvu, du reste, qu'il n'y ait pas de complication immédiate, comme dans le cas actuel.

Il se peut que ces conclusions soient un peu trop absolues, surtout en ce qui concerne les chances de gangrène. Cependant il est remarquable que sur 8 décès consécutifs à la ligature de l'iliaque primitive, il n'y eût qu'un seul cas de gangrène ; tandis que sur 26 décès à la suite de celle de l'iliaque externe, il y en eut 11 cas.

Nous avons dit, au commencement, que l'on comptait en tout 32 ligatures de l'iliaque primitive, au rapport de Stephen Smith, dont 15 pour des anévrysmes de l'iliaque externe, sur lesquelles 5 guérisons; mais que depuis il y aurait eu deux nouveaux succès entre les mains de Syme et de Bickersteth en 1862, ce qui fait 7 sur 17 et sur 18 en comptant notre opération.

Bien que l'iliaque externe ait été liée 118 fois d'après le même auteur, Crisp n'ayant trouvé que 9 anévrysmes spontanés de cette artère sur 551 cas, il est probable que ces 9 cas auront été traités par la ligature de l'iliaque commune et qu'ils sont compris dans les 15 opérations de Smith. C'est qu'en effet la ligature de l'iliaque externe doit être rarement praticable dans cette circonstance et généralement plus exposée que celle de la primitive, au point de vue de la longueur du tronçon pour la formation d'un caillot obturateur et de l'intégrité des tuniques.

Cependant Bellingham, dont nous avons cité le mode opératoire, et qui avait eu l'intention de lier la primitive, avait posé sa ligature sur l'externe, et son malade guérit.

Parmi les trois observations de Garviso, de Montévidéo, rapportées dans les *Annales de chirurgie*, t. XII, 1844, son premier opéré offre avec le nôtre cette analogie d'une altération des os du bassin; mais il était mort en syncope quelques instants après le pansement, sans qu'on ait expliqué autrement la cause de cet accident.

Il est certain d'ailleurs que le squelette est souvent lésé par le voisinage et au contact des anévrysmes. Il convient donc d'en tenir compte.

Les autres décès sont généralement rapportés à la gangrène, à l'hémorrhagie consécutive ou aux suites de la suppuration du sac.

Dupuytren, qui avait lié l'iliaque externe pour un anévrysme de cette artère, vit l'hémorrhagie se produire dans l'abdomen par le sac au 26e jour; mais cet accident a lieu souvent plus tôt, comme cela est arrivé au 4e jour à Crampton en 1828.

Quant aux succès, ils ne sont pas toujours suivis de guérisons permanentes : témoin celui de Salomon, de Saint-Pétersbourg en 1837, dont l'opéré mourut, un an après, de récidive.

Les chirurgiens anglais et américains se sont le plus distingués dans la pratique de cette opération, et c'est à eux que l'on doit particulièrement les statistiques que nous avons citées. En France, Guthrie en 1833, et Deguise en 1840, sont les seuls, à notre connaissance, qui aient lié l'artère iliaque primitive, et leurs malades ont survécu; mais le premier l'avait fait pour un prétendu anévrysme de la fessière, et l'on sait que le second fut obligé de lier, aussi séance tenante, l'artère fémorale, après avoir échoué sur l'iliaque commune (1).

(1) Nous avions connaissance de la plupart des faits, trop souvent incomplets, signalés dans les auteurs, quand M. le baron H. Larrey

On a vu que nous-même nous n'avons pas réussi l'opération sans quelques difficultés et quel en a été le fâcheux dénoûment.

Ceci dit pour prévenir contre toute illusion, nous n'en maintenons pas moins nos conclusions dans leur ensemble.

---

voulut bien, dans sa sollicitude pour la science, nous adresser quelques renseignements bibliographiques, puisés dans son immense érudition. Après en avoir fait notre profit, nous sommes heureux de pouvoir remercier ici de sa bienveillance M. le président du Conseil de santé.

FIN.

Paris. — Impr. de J. Dumaine, r. Christine, 2

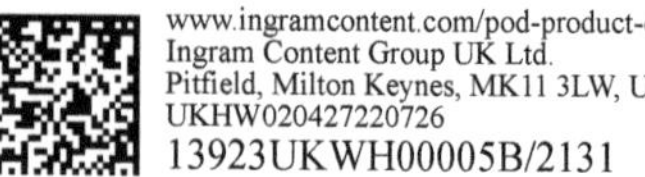
www.ingramcontent.com/pod-product-compliance
Ingram Content Group UK Ltd.
Pitfield, Milton Keynes, MK11 3LW, UK
UKHW020427220726
13923UKWH00005B/2131

9 782019 279110